钟南山爷爷

给学生的新冠肺炎防护手册

 国家呼吸系统疾病临床医学研究中心　策划

中心主任：钟南山
主　　编：孙宝清

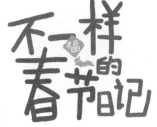

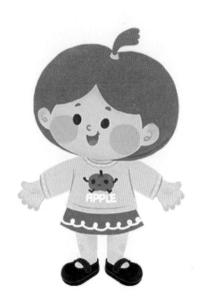

SPM 南方出版传媒

全国优秀出版社　全国百佳图书出版单位　广东教育出版社

· 广州 ·

图书在版编目（CIP）数据

不一样的春节日记：钟南山爷爷给学生的新冠肺炎防护手册／孙宝清主编 .—广州：广东教育出版社，2020.2（2020.11 重印）

ISBN 978 - 7 - 5548 - 3274 - 5

I . ①不…　Ⅱ . ①孙…　Ⅲ . ①日冕形病毒—病毒病—肺炎—预防（卫生）—少儿读物　Ⅳ . ① R563.101-49

中国版本图书馆 CIP 数据核字 (2020) 第 020458 号

BU YIYANG DE CHUNJIE RIJI

不一样的春节日记
——钟南山爷爷给学生的新冠肺炎防护手册

出 版 人：陶己
策 划 人：卞晓琰　靳淑敏　华丽
责任编辑：华丽　靳淑敏　林冬怡　惠丹
责任技编：姚健燕
审 稿 人：许信红　孙爱　何文雅
　　　　　黄辉　黄若楠　梁晓珊
装帧设计及插图：童梦堂　廖子　陈宇丹　邓君豪

出版发行：广东教育出版社（广州市环市东路 472 号 12—15 楼，邮政编码：510075）
网址：http://www.gjs.cn
经销：广东新华发行集团股份有限公司
印刷：广州市岭美文化科技有限公司（广州市荔湾区花地大道南海南工商贸易区 A 幢）
开本：889 毫米 ×1194 毫米　　1/32
印张：2.5　　　　　　　字数：63 000 字
版次：2020 年 2 月第 1 版　　印次：2020 年 11 月第 6 次印刷
书号：ISBN 978 - 7 - 5548 - 3274 - 5
定价：15.00 元

质量监督电话：020-87613102　　　　邮箱：gjs-quality@nfcb.com.cn
购书咨询电话：020-87772438

钟南山爷爷给孩子的一封信

亲爱的孩子们：

在这个乍暖还寒的初春，我很高兴收到你们的来信。

在疫情防控仍然处于关键阶段的时候，我收到了你们来自广东广州、广东江门、佛山南海、东莞石龙、北京、山东淄博、山东济宁、安徽池州、江苏连云港、广西梧州等地的来信，有很多地方我还没有去过，谢谢你们把家乡的风景带到了我的眼前。

信中，我看到了你们认真的一笔一划、用心设计颜色鲜艳的图画、稚嫩的文字、真挚的语气、你们的勇气和理想，都深深地感动着我。生长在这个时代，你们是幸福的。你们善于表达、善于分享，中国有你们这些充满活力的新生代，我感到无比欣慰！

这个春节注定是不平凡的，你们有害怕、也有担忧；但是我更多地看到了你们的勇气和你们的理想。新冠肺炎，这不是中国的疾病，而是人类的疾病。希望你们相信我们的国家，相信我们的白衣天使战队，无论是一线抗疫，还是在家里学习，我们都是在与疾病进行战斗。

我相信你们会好好利用"停课不停学"的这段日子不断学习，用知识缝制铠甲，不远的将来，当你们走出社会，在各行各业都将由你们披甲上阵。

你们是未来的接班人，希望你们好好学习，投身于祖国的建设，不惧艰辛、勇敢前行！

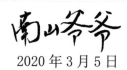

2020 年 3 月 5 日

寄少年

恰同学少年，愿风华正茂；
期投身杏林，更以行证道。

钟南山

目 录

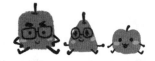

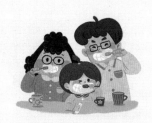

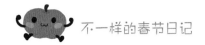 不一样的春节日记

大家好！我叫小苹果 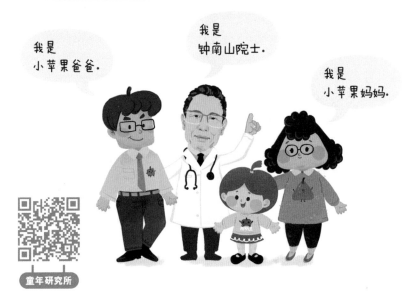。因为出生的时候小脸红扑扑的，所以爸爸妈妈叫我小苹果，希望我平安健康地长大。我的爸爸是一名医生，妈妈是一名老师。爸爸平时工作很忙，有时候在家休息，接了一个电话就要立刻赶去医院。这本书，是我的14篇春节假期日记，记录了这个不同寻常的春节。书里还有钟爷爷的叮咛，这真是个长知识的春节，很高兴和大家分享这本《不一样的春节日记》！我也很想听到大家的春节故事，想说给我听，就扫码和童年研究所的研究员联系吧！

我是
小苹果爸爸.

我是
钟南山院士.

我是
小苹果妈妈.

童年研究所

突然蒸发的旅行

放寒假了，快过年了，我很开心，明天就要和爸爸妈妈去北海道旅行，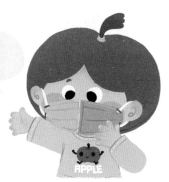可以看到我从没见过的大雪了。可爸爸妈妈突然告诉我，旅行取消了，我们也不能去爷爷奶奶、外公外婆、叔叔阿姨家拜年了，不能出去看电影，不能出去吃大餐，只能乖乖待在家里。一旦出门，哪怕是去楼下小区的花园溜达一小会儿，我都要戴上口罩……

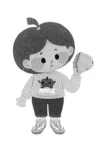

出门就需要戴口罩.

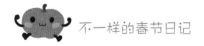

这真是个特别的春节，哪里都不能去，这究竟是为什么呢？妈妈说，有很多人生病了，得的是一种很厉害的传染病，它会在人和人之间传播。爸爸要参加一场特殊的战"役"，阻击一群戴着"花冠"的"隐形杀手"。

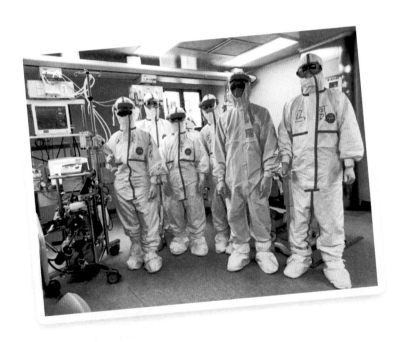

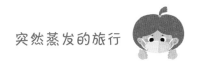

出发前，爸爸叮嘱我和妈妈，出门一定要戴口罩。

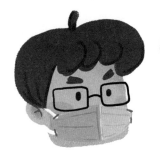

虽然戴口罩有点闷热，却可以很好地保护我们。

一旦出门，哪怕是去楼下超市买菜，我也会戴上口罩。

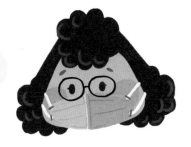

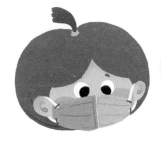

我可以坚持住的！

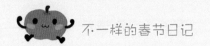

钟爷爷的叮咛

　　好好待在家里，不去人多的地方，不参加聚会，尽量不接触外人，若要外出一定要戴口罩，还要提醒家人戴口罩。回家换拖鞋、脱外套后立即洗手。用过的口罩要包装好再扔进封闭式垃圾箱内。

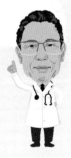

戴着"花冠"的"隐形杀手"

今天是窝在家里的第一天,我本来应该和爸爸妈妈一起坐上了飞往北海道的飞机。都怪它,这个戴着"花冠"的"隐形杀手"!

妈妈告诉我,冠状病毒是自然界广泛存在的一种病毒。之所以叫它冠状病毒,是因为这种病毒的身上有向四周伸出的突起,像花朵的花冠一样。

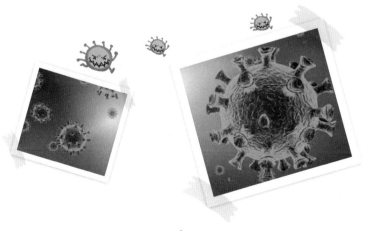

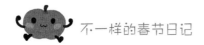

　　我们没有孙悟空的火眼金睛，人类的肉眼无法看见这些病毒 。科学家只有借助电子显微镜才能让它们现出原形 。我讨厌这些戴着很多顶小帽子的"隐形杀手"。

　　反正也出不了门，我只能待在家里看书了。也许，爸爸妈妈的书架里会藏着秘籍，可以打败这种最新出现的冠状病毒 。

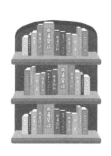

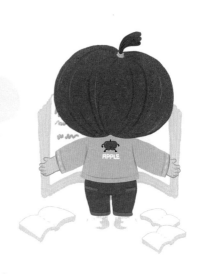

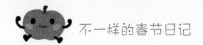

钟爷爷的叮咛

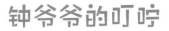

可在家里开展丰富多彩的家庭
亲子文体活动，但特殊时期应避免
亲吻、哈气等行为。孩子的玩具或
学习、生活用品等如果是耐高温的
材质，可用开水煮沸消毒 30 分钟，
不耐高温的可放置阳光下晾晒或用
干净抹布擦拭。

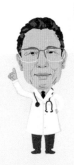

戴着"花冠"的"隐形杀手"

书架里果然藏着关于病毒知识的宝典！书里说，到目前为止的研究发现，冠状病毒仅感染脊椎动物。身为哺乳动物的人类有脊椎，当然是脊椎动物啦！所以冠状病毒会袭击我们！

冠状病毒的家族成员不少，科学家已经知道的能感染人的冠状病毒有七种。其中四种致病性低，一般仅会引起类似普通感冒的呼吸道症状，我们身体强大的免疫系统大多时候能把它们消灭掉。

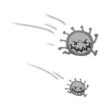

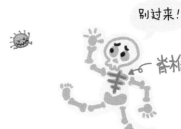

别过来！

脊椎

可另外三种冠状病毒就不一样了，它们臭名远扬、破坏力很强，是人类共同的敌人，也是科学家和医生要"通缉消灭"的对象。其中 SARS-CoV（严重急性呼吸综合征冠状病毒，简称"SARS 冠状病毒"）和 MERS-CoV（中东呼吸综合征冠状病毒，简称"MERS 冠状病毒"）是我们的宿敌，科学家和医生早就和它们交手过招了。

姓名：SARS 冠状病毒
发现年份：2003
证据：在全球肆虐，波及面很广，造成大
　　　量感染和死亡案例。

姓名：MERS 冠状病毒
发现年份：2012
证据：导致大量病人死亡，致死率甚至超
　　　过了 SARS。

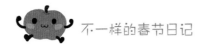

最近出现的冠状病毒是我们的新敌人。它是吸引全中国乃至全世界注意力的超级流量"明星"！

虽然同属冠状病毒这一大家族，但这次发现的冠状病毒与 SARS 冠状病毒和 MERS 冠状病毒有不同之处。严谨的科学家通过基因进化分析发现，它们属于不同的分支。

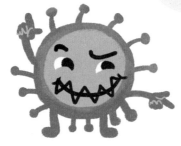

我是 2020 年初的超级流量"明星"！

新型冠状病毒让很多人感染了肺炎，夺走了许多人的生命；它让口罩非常抢手，也让中国人不敢四处溜达，不能串门逛街……

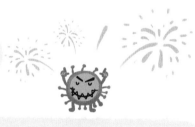

我就是我，
颜色不一样的烟火，
我不是 SARS 冠状病毒的进化版。

姓名：**新型冠状病毒**
发现年份：2019
证据：让很多人感染了新冠肺炎，毁掉了人们的春节假期……

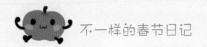
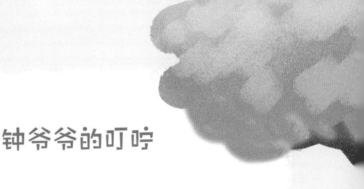

钟爷爷的叮咛

对新型冠状病毒要高度重视，但不要过于恐慌，我们要了解科学的防范知识，多关注权威官方媒体发布的新闻和资讯，相信科学，不传谣、不信谣，提高防范意识。

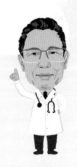

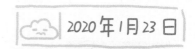

它从哪里来

新闻上说，从今天开始，武汉要封城了！这是我第一次听说，一座城市要封城！妈妈说，她也是第一次听说。这病毒真的太厉害了，竟然要让繁忙的大城市关起门来阻击它！

这些戴着"花冠"、猖狂攻击人类的病毒杀手究竟是从哪里冒出来的呢？果子狸、蝙蝠、獾、穿山甲等野生动物都是冠状病毒的常见宿主。宿主就是指那些为病毒提供生存环境的生物。科学家们往往是在野生动物身上发现这些病毒的身影的。

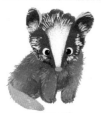

果子狸

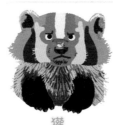

獾

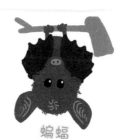

蝙蝠

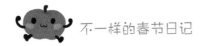

此次新型冠状病毒的来源很大可能又是野生动物。

钟南山爷爷说，此次新型冠状病毒的来源很大可能又是野生动物。

妈妈说，历史告诉我们，这一次开始于武汉的传染病疫情并不是第一起由野生动物引起的病毒疫情。

野生动物携带病毒并不是什么稀奇事。病毒需要寄生在其他生物的细胞里才能存活，也可以在不同的宿主中进行传播。比如 SARS 冠状病毒，一开始，大家都认为它来源于果子狸，但直到 2017 年，科学家才证实蝙蝠才是它的自然宿主。最可怕的是，病毒在传播过程中很容易发生变异。有的变异会让病毒更加强大，传播力和致病力增强，也更容易感染人类。

我委屈.

兄弟不哭，我才是元凶.

14

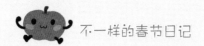

不一样的春节日记

钟爷爷的叮咛

此次新型冠状病毒的来源很可能是野生动物，我们要呼吁身边的亲朋好友一起拒绝吃野味；发现野生动物非法交易，一定要举报。

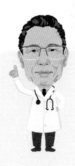

2020年1月24日

吃出来的传染病

好几天没有见到爸爸了。今天是除夕，他也不能回家。年夜饭也只能我和妈妈两个人吃了。这是从我记事起我们家最冷清的一顿年夜饭。往年这个时候，我家都是整个大家族一起聚餐的，要两张大圆桌才坐得下！

新闻中说病人越来越多，爸爸能有时间吃饭休息吗？这几天可真冷啊！爸爸穿着防护服应该会很暖和吧！我每天在家除了看书、吃饭、睡觉、做运动，还会和妈妈一起看新闻，关注疫情发展。

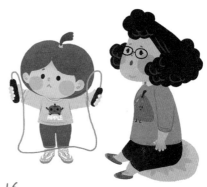

新闻上还说，根据科学家目前基因测序的结果，这一次的新型冠状病毒和 SARS 冠状病毒相似度很高，很可能也来源于蝙蝠，可真正的源头是什么？结果还要等科学家进一步研究才能确定。

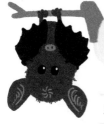

你猜你猜你猜猜猜，源头究竟是不是我？

野生动物身上虽然带有病毒，可它们并没有让人类来吃掉自己！

地球也不仅仅属于人类！

我想，这些冠状病毒带来的传染病，似乎不是天灾，而是人祸！这也许是野生动物对人类的报复吧！

居然取用我煲汤，还想当然地以为吃我对眼睛大补，你们是不是傻？我不是靠眼睛在夜间飞行，我靠的是超声波！

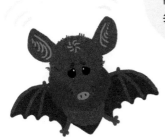

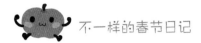 不一样的春节日记

少数贪吃、残忍又愚蠢的人类，不能管住自己的嘴，把野生动物端上餐桌，把病毒送入了自己的嘴里，也让很多人和他们一起陷入了病毒疫情的风险旋涡。

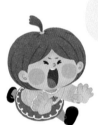

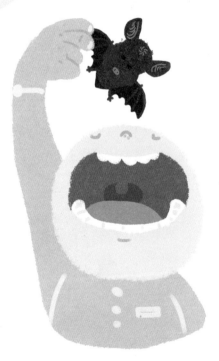

18

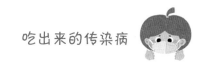

吃出来的传染病

我们一定要从自身做起，并呼吁身边的亲朋好友一起拒绝吃野味，举报我们所知道的野生动物非法交易。这不仅是生态保护的需要，也是公共卫生安全的需要。

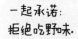

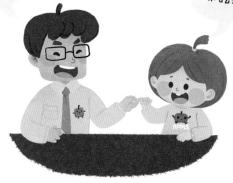

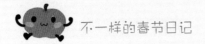

钟爷爷的叮咛

　　加强营养可以提高身体免疫力。儿童食谱建议选择易消化且富含维生素、蛋白质的食材，保证充足的能量供应。注意饮食卫生，不吃野味，不吃生食；注意餐具卫生，砧板、刀具等处理生熟食品的器具要分开，建议家中每人单独备碗筷；禁止用嘴吹气让食物变冷再喂食婴幼儿。

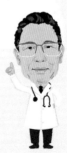

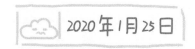

这大概是 "飞" 来横祸

春节在家里蹲的第五天，我真想在北海道滑雪、打雪仗、堆雪人啊！ 早上，我和妈妈通过视频给爷爷奶奶、外公外婆拜年，大家都说不出门好，安全最重要。虽然他们都给我发了电子红包，但我还是怀念有漂亮利是封的真红包！我感觉自己在家里宅得快要 "发霉" 了。

为什么新型冠状病毒来了，我们就要在家里当 "镇宅神龟" 呢？我又不吃野生动物，它怎么能跑到我身体里呢？

镇宅神龟

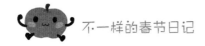

　　妈妈告诉我，目前新型冠状病毒传染来源还没有找到，病毒传播途径也没有完全掌握，但主要传播途径之一就是经呼吸道的飞沫！

　　飞沫传播真的很可怕！人们在说话聊天的时候，一激动就唾沫星子横飞。大街上人来人往，如果正好有携带病毒的人在街上行走，他们呼吸、打喷嚏或者咳嗽的时候，病毒就会从他们的口鼻排出，飞到其他人的身上。如果你正好和没有戴口罩的病毒携带者"亲密接触"，就很容易被病毒感染。

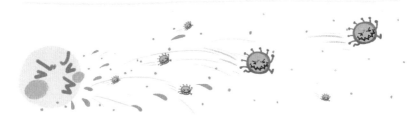

　　还是待在家里比较安全，我可不想遇上这"飞"来的横祸！身体健康，不被传染，才不会给医生添麻烦。大家都健康，爸爸才能天天回家！一家人才能团团圆圆，笑开怀。

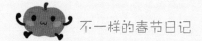 不一样的春节日记

钟爷爷的叮咛

　　咳嗽、打喷嚏不要对着别人，用纸巾将口鼻完全遮住，并将用过的纸巾立刻扔进封闭式垃圾箱内；如果来不及用纸巾，应该用手肘遮挡自己的口鼻，再彻底清洗手和手肘。

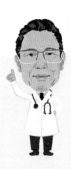

如果被"隐形杀手"偷袭……

妈妈从超市买菜回来告诉我，街上人和车都很少，偶尔遇见几个人也都戴着口罩，行色匆匆。大家都很害怕这个"隐形杀手"——新型冠状病毒。

爸爸好几天没有回家了。

妈妈说，中午吃饭的时候，我们可以和爸爸通过视频聊一会儿。视频聊天的时候，我忍不住问爸爸："如果被新型冠状病毒袭击，我们的身体究竟会发生什么变化？"

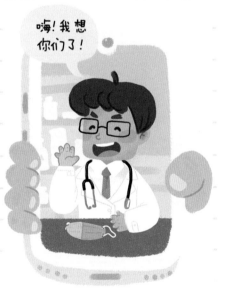

嗨！我想你们了！

爸爸告诉我，被病毒感染后，大部分人的症状为发烧、干咳，感觉全身乏力，看起来和得了普通的感冒差不多。但少数严重的病人会非常非常难受，他们会喘不过气来，甚至会突然昏过去，怎么也叫不醒，这就是医生常说的呼吸困难、休克和其他更糟糕的情况。我没有经历过突然昏迷和休克，不是很明白爸爸的描述。

爸爸说起有一次我学游泳，没有做好热身运动，在水里的时候腿抽筋了，结果呛水，幸好教练及时发现，把我从水里抱起来，放在了岸边。那一次的经历让我体会了溺水透不过气的感觉。爸爸说，那些严重的病人可能会比溺水还难受。

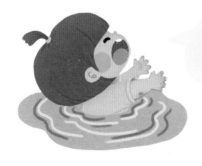

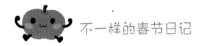

一般症状的人在生病的初期根本不会意识到自己被新型冠状病毒附体了，还以为只是普通的感冒。这些新型冠状病毒好像在故意让你轻敌，藏在你身体里慢慢地摧毁你的身体机能。因为大部分人会认为，感冒发烧没什么大不了的，吃点退烧药，多休息就会好起来的。

爸爸说，正常情况下，在药物和身体免疫系统的共同努力下，我们生病的身体都会慢慢康复。可新型冠状病毒的狡猾之处就是它们穿着一件蛋白质外套，特别擅长伪装，进入人类的身体后，它们会劫持我们身体里健康的细胞为它们"卖命"。它们一旦进入细胞里面，就会迅速劫持细胞的中央控制中心——细胞核。这样一来，可怜的细胞就会成为病毒工厂，生产大量的病毒军团。它们不断地侵入新的细胞，不断地感染，不断地繁殖，而健康的细胞会一个一个死去……

这个时候，如果你本身有一副好身体，身体里的免疫系统就会摩拳擦掌，开始一次大反攻，抗体、白细胞都会来帮助你打败这些讨厌的病毒。可如果你的身体本来就不好，还患有一些慢性疾病的话，遇上新型冠状病毒可能就会雪上加霜，大事不妙了。"欺软怕硬"的"大魔头"——新型冠状病毒就这样带走了很多人的生命。

　　爸爸让我要听话，好好待在家里，保护好自己，因为现在还没有对抗这种病毒的特效药和疫苗，科学家、医生和我们一样，刚认识它不久，大家都在努力寻找打败这个"大魔头"的办法。

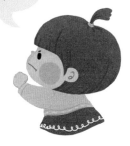

大家加油！
打败病毒！

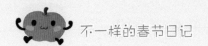

钟爷爷的叮咛

　　如果有发烧、生病的情况，一定要告诉爸爸妈妈。大人、孩子不要一发烧就急于到医院，这样会增加感染风险，要及时辨别。若体温不超过 37.3 ℃，精神状态良好，可以在家隔离观察。

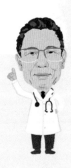

28

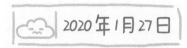

口罩！口罩！生命安全"金钟罩"

我居然在家里窝了七天了，这个假期可真惨。我央求妈妈一起去小区花园转转，并告诉妈妈，我感觉自己就像希腊神话里离开土地的巨人安泰，再不触碰大地，就要被打败了。

妈妈看我可怜兮兮的样子，勉强答应了我可以出去透透气，不过和我约法三章：

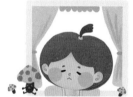

1 最重要的一条就是必须正确地戴好口罩！

2 不管感觉多难受，都必须一直戴着口罩！

3 回家后要正确处理已经用过的口罩，并认真洗手！

妈妈告诉我，现在是非常时期，我们在打一场没有硝

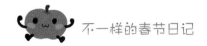

烟的战争，大家共同的"敌人"就是新型冠状病毒。因为"敌人"越来越狡猾隐蔽，有一些被"敌人"感染的人，甚至没有发热症状，看上去一切正常，但是也有传播病毒的能力。正确使用口罩是预防呼吸道疾病传播的有效方法。

妈妈说，广东发布了通告，要求人们在公共场所必须佩戴口罩。谁要是在公共场所不佩戴口罩，是会被处罚的！

昨天，爷爷下楼买菜，嫌戴口罩憋闷，就露出了两个鼻孔，被奶奶狠狠地批评了。在"我爱我家"群里，爷爷被奶奶告了一状，全家人"狠狠"地教育了爷爷。我郑重地告诉爷爷，钟南山爷爷都说了，要戴上口罩、勤洗手，您必须听话，好好戴口罩，对自己负责，对大家负责。爷爷认真检讨了自己的错误，承诺以后会好好戴口罩。

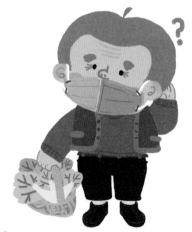

口罩！口罩！生命安全"金钟罩"

　　戴口罩看起来简单，可很多人都戴错了。我爸爸是医生，他用小视频指导我们全家人如何正确地佩戴口罩。以下是来自医生爸爸的温馨提示：

① 尽量选择独立包装的医用外科口罩。

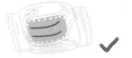

② 要分清口罩内外面，颜色深的一面向外，有金属条的一端向上。

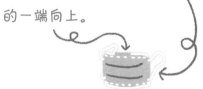

③ 戴口罩之前，要洗干净双手。

④ 拆开包装后，把挂绳挂在耳朵上，戴稳，让口罩贴合面部；再压一压鼻梁上的金属条，让它和鼻子更贴合。

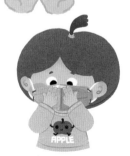

⑤ 上下拉开口罩外部的褶皱，让口罩完全覆盖自己的口鼻和下巴。

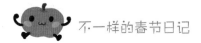

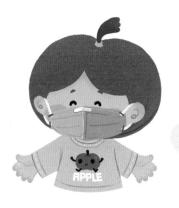

这样就戴好啦!

　　戴好之后，我深吸一口气，呼出，真的像爸爸说的一样，口罩会鼓起来。妈妈仔细检查了我佩戴的口罩，点了点头。这意味着，我总算可以下楼溜达一会儿了。

　　小区里特别安静，平常总有爷爷奶奶在楼下花园锻炼、下棋、聊天，可现在一个人也没有。溜达了十五分钟，我和妈妈在花园里只遇到了一只胖得不像话的流浪橘猫。我真搞不明白，身为一只流浪猫，它怎么会这么胖？不知道橘猫是不是也需要一只口罩？

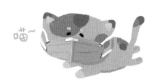

"该回家了！"妈妈提醒我。

回到家里，脱下口罩时，我尽量避免触摸口罩向外的部分，因为这部分可能已沾染病菌。我当然知道口罩是一次性用品，不到万不得已不要重复使用。如果有破损或污染，更应该立即更换。妈妈说，她最担心爷爷奶奶一直节俭，舍不得丢弃口罩，口罩一脱就塞进口袋里放起来，这是非常不安全的。我得意地对妈妈说："我去群里提醒爷爷奶奶，他们不听你们的，得听我的。"

回到家里，妈妈在家庭群里发起了"口罩知识有奖问答"，回答对了，她有红包奖励。

妈妈的问题是：使用过的口罩应该如何处理？

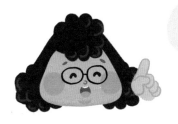

使用过的口罩应该如何处理？

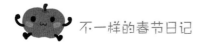

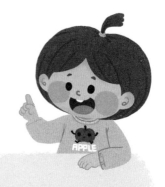

使用过的口罩应该这样处理：

健康的人，脱下口罩后，要将口罩里面朝外，折好，放入塑料袋包好，再丢弃；如果有发热、咳嗽等症状，最好用酒精喷雾消毒后再密封包装丢弃；如果曾经去过医院等高危场所，无论使用时间长短，一旦将口罩脱下来就不要再使用了。要注意的是，丢弃口罩时要按照生活垃圾分类的要求来处理。

能给出这么完美答案的优秀选手，当然非我莫属啦！妈妈的红包自然被我收入囊中。

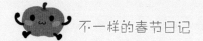

钟爷爷的叮咛

口罩必须大小合适，佩戴正确，否则起不到保护作用。由于孩子的面部比成人的面部小，市面上销售的N95口罩尺码并不适合儿童。加上儿童行为能力尚有欠缺，佩戴N95口罩有窒息的风险，所以选择市面上在售的儿童防飞沫口罩即可。

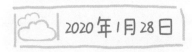 2020年1月28日

奇怪的寻人启事

不能出门玩,我只能趴在窗边望着小区花园发呆。妈妈说,多看远方和绿色可以缓解眼睛疲劳。突然,我发现几个白色的身影在空荡荡的小区道路上移动!闭关在家的日子,每天都和妈妈大眼瞪小眼,早就"审美疲劳"了。这个时候,突然发现了其他人的行踪,而且是像爸爸一样穿着白大褂的叔叔阿姨,我内心真的很激动。我把这个发现告诉了妈妈,妈妈摸摸我的头,没说话,让我和她一起吃水果看新闻。

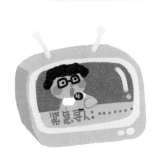

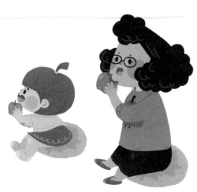

36

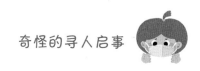

　　坐在沙发上看新闻的时候，我发现电视屏幕的下方滚动播出着一条奇怪的寻人启事：紧急扩散！急寻乘坐过这四趟列车的乘客。

　　妈妈说，在这四趟列车上的乘客中有新型冠状病毒感染的确诊人员，所以这四趟列车的乘客，尤其是同一车厢的乘客，有可能感染上病毒，要赶紧找到他们，进行医学隔离，避免传染更多的人！

　　这真是个长知识的春节。新闻上总在说密切接触者，那什么人是密切接触者？为什么要隔离密切接触者？妈妈说我问了非常棒的问题。

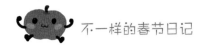

所谓密切接触者，是指与携带或可能携带传染病毒的人有密切接触，又没有采取有效防护措施的人员，例如：和病毒携带者在同一间教室里上课、在同一家餐厅吃饭、在同一个博物馆的封闭展厅参观等的人。病毒携带者因为不舒服去医院看病，没有做好防护的医生、护士，还有那些和病毒携带者在同一区域看病的其他病人以及陪同他们的家人都属于密切接触者。

同样的道理，这些携带病毒的人，如果他们乘坐交通工具外出，和他们乘坐同一交通工具并有近距离接触的人，也成为密切接触者。

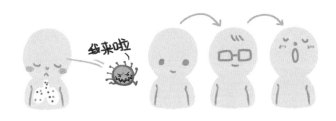

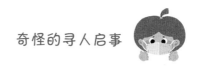

奇怪的寻人启事

如果找不到这些密切接触者怎么办?

如果找不到他们,他们中有人被感染又不知情的话,可能会把病毒传染给更多的人。所以报纸、广播、电视、微信、微博等很多媒体都在播报寻人启事,希望乘坐过这些交通工具的乘客可以看到。只有找到同行的乘客,才能对他们进行隔离医学观察。

那谁来对密切接触者进行隔离医学观察?怎么进行隔离医学观察?

你是家里行走的大问号!我们认识新型冠状病毒的时间很短,所以医务人员只能参考其他冠状病毒导致的疾病的潜伏期,并根据接触人员的实际情况,对他们进行隔离医学观察。

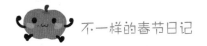

隔离医学观察并不可怕，这是对自己的健康负责，也是对他人的健康负责。有的可以在家隔离观察，有的要在医院进行隔离观察。究竟在哪里进行观察，我们要听医生的。

妈妈说，除了那些在医院和病毒战斗的医护人员，社区卫生服务中心的医生也非常辛苦。他们每天都会和街道居委会的叔叔阿姨一起上门走访，帮助密切接触者做好居家隔离医学观察。他们这么做是为了所有社区居民的安全。刚刚被我发现的白色身影很可能就是走访的社区医生。

听妈妈这么一说，我心里害怕起来：有社区医生走访，那是不是意味着我们小区可能有密切接触者？那我们是不是很危险？是不是意味着新型冠状病毒这个大魔头离我们很近？

那么多人被新型冠状病毒这个"大魔头"袭击了，有人还被它夺走了生命，我可不想被它缠上。

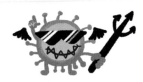

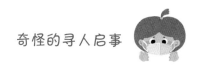

奇怪的寻人启事

密切接触者还不是确诊病人。传染病很危险，我们要高度重视但没必要恐慌！感染病毒的确诊病人不少都康复出院了呀！更何况，有医生、科学家在，我们只要好好听话，做到少出门、勤洗手、出门戴口罩、不添乱就可以了！

妈妈说得有道理，病毒来势汹汹，害怕和恐惧没有任何的帮助，只要做好自我防护，多吃蔬菜和水果，把身体养得棒棒的，病毒也奈何不了我们。

与其坐在家里胡思乱想，不如帮妈妈一起用消毒液搞卫生。病毒应该很讨厌消毒液刺鼻的味道，说实话，我原来也讨厌消毒液和酒精刺鼻的味道，可现在，我觉得它们的味道闻起来特别让人心安。妈妈说，消毒液要用水稀释，酒精易燃，要注意安全。

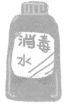
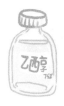

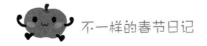

　　我和妈妈在拖地的时候，她的手机"叮咚叮咚"响个不停，消息一条接着一条。妈妈一看，不得了，小区群里炸开了锅。有人散布消息说，有医生来了，小区有人被感染了；有人说吸烟可以抗病毒，病毒讨厌尼古丁；有人很愤怒，责怪别人把"瘟疫"带到了小区；有人甚至要求物业公布小区内湖北籍业主的门牌号……各种五花八门的说法，让人哭笑不得。

　　妈妈看完信息，叹了一口气，摇摇头。

　　"路见不平一声吼，该出手时就出手。"我们共同的敌人是这个戴着"花冠"的坏病毒，而不是被病毒感染的人，更不是来自某个省份的人。没有人希望自己患上传染病。

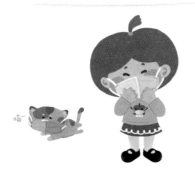

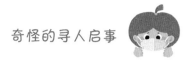

听说吸烟可以抗病毒，病毒讨厌尼古丁。

喝酒可以抗病毒，强身护体，百毒不侵。

赶紧喝板蓝根抗病毒。

白醋消毒，快快快！！

谣言真让人哭笑不得呀！

43

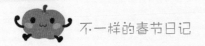

钟爷爷的叮咛

　　保持家庭环境卫生干净整洁，可以每日用酒精消毒擦拭物体表面一次。若家庭备有含氯消毒剂的84消毒液，可以用84消毒液按10毫升与990毫升水的比例配制后，每天拖地1～2次。

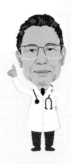

44

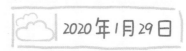

妈妈牌谣言粉碎机

我妈妈是老师，她是我们家的谣言粉碎机。每当家庭成员，尤其是爷爷奶奶、外公外婆有奇怪的养生言论冒出来的时候，她就会高举科学的大旗，跳出来粉碎它们。

例如，有一次我感冒了，鼻塞很难受，外公不知道从哪里听来的偏方，说鼻子插葱可以缓解鼻塞。妈妈一听，就严肃地教育了外公，鼻塞时用专门洗鼻子的盐水喷雾洗一洗就会好很多，插葱能有什么用！

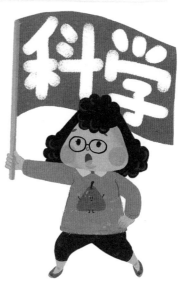

45

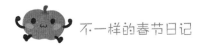

　　新型冠状病毒来势汹汹，小区里可能有需要隔离观察的密切接触者了，大家心里都觉得恐慌，各种谣言都冒了出来。

　　妈妈说，谣言只会让大家越来越害怕，一发慌，人就会失去判断力，做傻事。我看了看妈妈的手机，有很多叔叔阿姨争相在群里转发"专家的忠告"和各种"神药"的信息，比如"大蒜水胜过药物，对人体没毒又能杀死病毒""熏白醋能消毒""口罩要厚才能防病毒"……

　　我的谣言粉碎机老妈不慌不忙，开始在群里耐心地逐条反驳。

谣言只会让大家
越来越害怕……

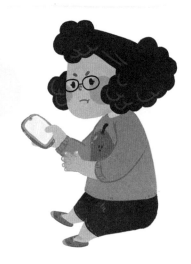

妈妈牌谣言粉碎机

用高浓度白酒喷洒房间可以预防新型冠状病毒。

高浓度白酒的酒精含量一般在 50% ~ 60% 之间，消毒能力远不如 75% 的医用酒精。而医用酒精的挥发性强，若在家中大范围喷洒，挥发在空气中的酒精再次被吸入人体，对身体有害。家居消毒，建议使用 84 消毒液等含氯消毒剂。

听说吸烟可以抗病毒，病毒讨厌尼古丁。

吸烟、喝酒有害无益，这个时候吸烟、喝酒不但不能杀灭病毒，还会降低人体的免疫力。免疫力降低是给病毒可乘之机。

口罩多几层防病毒更有效。

口罩这么紧缺，我们不要给国家添乱，戴多层口罩不仅浪费，且根本没有必要，只要正确地佩戴普通医用外科口罩，一个就够了，戴得多反而会让人呼吸不畅。我们也没有必要抢购 N95 口罩，应该把这种口罩留给真正需要它的医护人员。

大蒜水胜过药物，对人体没毒又能杀死病毒。

大蒜水不能杀死新型冠状病毒，火辣辣的口感也不好，喝完还口臭，除非你好这一口，要不然为啥要折腾自己的肠胃？

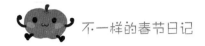

微信群仿佛成了我妈妈的课堂，群里的叔叔阿姨、爷爷奶奶都成了妈妈的学生，驳斥完谣言，她继续对大家说：

现阶段还没有针对新型冠状病毒感染的肺炎的特效药，疫苗也正在研发中，大家能做的就是外出戴口罩、勤洗手、少出门，在家锻炼身体，健康饮食，增强免疫力。有好的身体，即使被新型冠状病毒感染了，在医务人员的帮助下，也能康复。官方媒体已经报道了不少成功治愈的案例。

就算小区有了确诊病例，我们也没必要恐慌，更不能歧视感染病毒的家庭。他们已经遭受不幸，将心比心，换成你，如果患病，还被邻里驱赶歧视，你愿意生活在这样一个没有爱的小区里吗？而且有了确诊病例，他的家人就是密切接触者，需要隔离观察。俗话说远亲不如近邻，如果没有人帮助他们，他们需要购买生活物资怎么办？我们的正确做法应该是：保护好自己和家人的同时，想想怎么做才可以帮助居家隔离的邻居，直到警报解除！大家平安

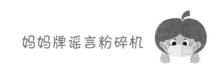

才是真的平安！宅在家里也不见得是坏事，我们有时间要
多看书，看权威官方媒体发布的新闻和数据，不要随便信谣、
传谣，照顾好自己和家人就是给国家作贡献了。

　　我的妈妈真棒，她从容不迫，有理有据，让大家心服
口服，真不愧是我们家的王牌谣言粉碎机。

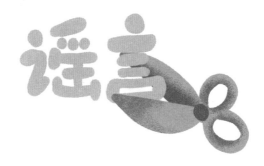

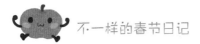
不一样的春节日记

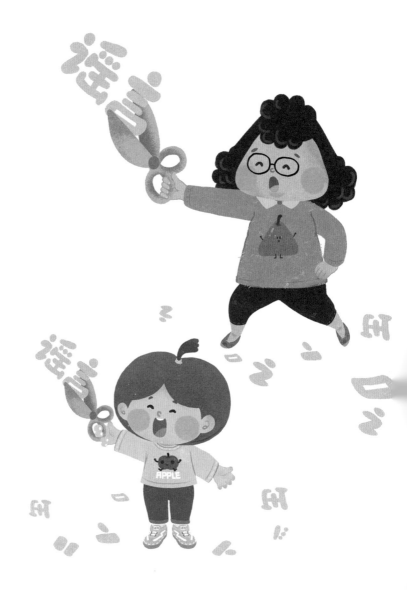

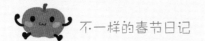

钟爷爷的叮咛

　　如果居住的小区有了确诊病例，不要过于恐慌，更不能歧视感染病毒的家庭。我们应帮助居家隔离观察的邻居，可以通知社区，如条件允许，在做好防护的前提下帮忙采购生活物资，保证在无接触的情况下将物资放在邻居的家门口。

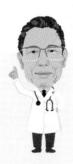

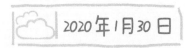 2020年1月30日

爸爸要参加武汉战"疫"

今天爸爸回家吃晚饭啦！我们一家三口坐在一起，我特别高兴，也很心酸，因为爸爸的脸上布满了口罩的压痕，眼圈黑得像大熊猫，看上去特别疲惫。爸爸笑着说，穿上防护服，戴上护目镜，感觉自己就像是打怪兽的超级英雄。我知道爸爸他们的穿戴装备不会很舒服。

晚饭后，爸爸说要开个家庭会议，他有一个非常重大的决定要告诉我和妈妈。我隐约感觉这次会议不同寻常。爸爸说的是"告诉"我和妈妈，而不是"征求"我和妈妈的意见，会是什么重大决定呢？

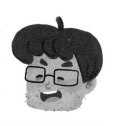

爸爸要参加武汉战"疫"

妈妈好像已经知道爸爸要说的是什么，她的眼眶有些红，平时喜欢发表意见的妈妈突然变得沉默起来。

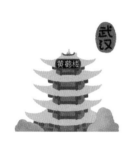

我明天就要离开广州，去湖北参加武汉战"疫"。

我心里不想爸爸去武汉。我知道武汉已经封城了，城里的人不能离开。里面有很多人因为感染病毒生病了，有不少医生和护士也病倒了。我害怕爸爸也病倒。我求爸爸，广州也有很多人生病了，你留下来照顾广州的病人吧！

爸爸告诉我，他是医生，也是共产党员。湖北，是我们国家中部的交通枢纽。在湖北，有太多人感染病毒生病了，如果不帮助湖北打败病毒，全国会有更多的人生病。因为有太多的病人，湖北的医生根本没办法休息。

53

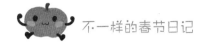
可他们也是人啊，不能休息，会让他们的身体免疫力下降，会增加他们被病毒感染的风险。爸爸有很多同学好友都在湖北的各个医院战斗，他们是第一批支援武汉的勇士。在和病毒对抗的战场上，爸爸就是一名战士。战士不能不顾战友的死活，医生的天职是救死扶伤，爸爸要去帮助自己的战友，去帮助生病的人。全国各地的医生、护士都在响应国家的号召，分批火速赶往湖北各地。

我问爸爸，病毒这么厉害，你不害怕吗？爸爸说，他会很勇敢很坚强，但勇敢不等于不害怕。正是因为害怕，害怕不能回来陪我长大，害怕不能回来陪妈妈一起变老，他才会更好地保护自己。他还说保护好自己才能帮助别人，不给别人添麻烦。

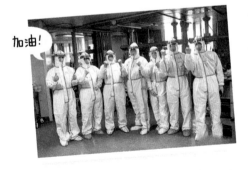

加油!

爸爸要参加武汉战"疫"

　　我的爸爸，和千千万万的医生、护士一样，是这次战"疫"中最酷的"逆行者"！

　　我和爸爸约定：等战"疫"结束，下一个冬天一定要带我和妈妈去看雪。爸爸说没问题，只要我也遵守和他的约定。我答应了爸爸一定会做到勤洗手，少出门，出门一定戴口罩。

　　为什么要勤洗手？爸爸说新型冠状病毒还可以通过接触传播，直接或间接接触携带病毒的分泌物、血液、体液或排泄物时，都有可能造成感染。这也是为什么一个人感染病毒会传染全家人。这是传染性极高的疾病，如果你的亲人患病了，但你并不清楚，出于关爱亲人的本能，你会照顾生病的人，可能自己也会被病毒感染。

　　爸爸有时候真的特别唠叨，一直不停地和我强调，戴口罩前一定要洗手，洗手一定不能马虎，一定要严格遵守"七步洗手法"。

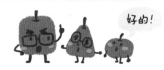

好的！

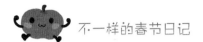

七步洗手法

 第①步　内
洗手掌。流水湿润双手，涂抹洗手液(或肥皂)，掌心相对，手指并拢相互揉搓。

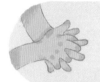 **第②步　外**
洗背侧指缝。手心对手背沿指缝相互揉搓，双手交换进行。

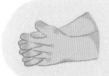 **第③步　夹**
洗掌侧指缝。掌心相对，双手交叉沿指缝相互揉搓。

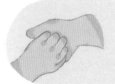 **第④步　弓**
洗指背。弯曲各手指关节，半握拳把指背放在另一手掌心旋转揉搓，双手交换进行。

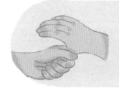 **第⑤步　大**
洗拇指。一手握另一手大拇指旋转揉搓，双手交换进行。

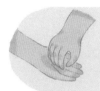

第6步　立

洗指尖。弯曲各手指关节，把指尖合拢在另一手掌心旋转搓搓，双手交换进行。

第7步　腕

洗手腕、手臂。搓搓手腕、手臂，双手交换进行。最后用清水冲洗干净。

　　我和爸爸击掌打气的时候，妈妈帮爸爸收拾好了出发的行李。爸爸要赶去集合地点了，让我们只送到家门口。

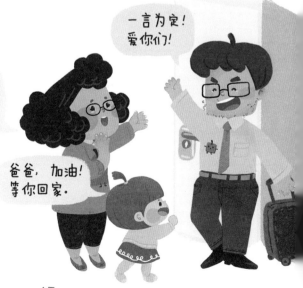

一言为定！爱你们！

说话要算数，一定要平安回来。你不在家我会照顾好孩子和老人。

爸爸，加油！等你回家。

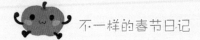

钟爷爷的叮咛

　　要勤洗手，用流动清水加香皂或洗手液洗手都可以。洗手具体步骤参见"七步洗手法"。洗手结束后，让爸爸妈妈检查一下是否彻底冲洗干净，再用洁净毛巾或纸巾擦干双手。

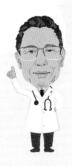

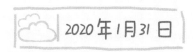

武汉不是一座孤岛……

爸爸凌晨就到武汉了，他把我和妈妈的心也带去了武汉。我们不敢给爸爸打电话，怕影响他工作。晚上8点半，他总算给我和妈妈打电话了。电话里，他告诉我们，到住处放好行李后，他们就接受了培训，马上投入了工作。封城以后，武汉资源非常紧张，当地的医生和病人太不容易了，床位严重不足，口罩、防护服都是紧缺物资。

我很担心爸爸。妈妈让我不用担心，爸爸是专业的医生，他会保护好自己。困难是暂时的，全国各地的人们都在帮武汉渡过难关。一批有责任感和有爱心的企业家、知名人士和很多市民都慷慨解囊，给武汉捐赠了物资。

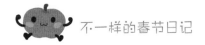

　　我让妈妈把她替我保管的压岁钱也捐给武汉，我想用我的压岁钱来买医用口罩，我不想爸爸在武汉工作时没有口罩！我想爸爸平安回家。

　　妈妈同意了我的决定，她说，全体家庭成员都准备向我看齐，为湖北加油，给医生、护士捐款买口罩！妈妈提醒我，每到这个时候，总有一些坏人想趁火打劫。他们可能会以帮助武汉的名义骗取钱财。我们不希望爱心款进了坏人的口袋，所以必须在正规渠道进行捐赠。这样我们的爱心才能真正帮到有需要的人。

　　吃过晚饭，我突然发现妈妈在悄悄落泪，我走过去拥抱了妈妈，我想，她一定是担心爸爸了。

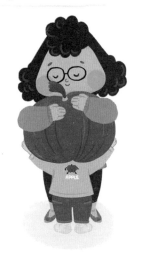

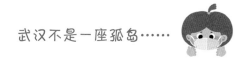

爸爸逆流而上去了"战场"的最前线，妈妈心里自然非常牵挂。为了不让爸爸分心，妈妈不敢在爸爸面前落泪。妈妈说，这个时候，没有人不怕死，大家都是血肉之躯。妈妈说她看到84岁的钟南山院士出征武汉，又一次阻击疫情，为老百姓力挽狂澜，看到他说起武汉时眼里含着的泪花，看到许多建筑工人在建雷神山、火神山医院，看到李克强总理亲自前往武汉指挥这场武汉保卫战、中国保卫战，心里百感交集。

我告诉妈妈，我很自豪自己是中国人，因为中国人总是一方有难八方支援！我还没有去过武汉，但我在书里神游过武汉。钟南山爷爷说武汉是一座英雄的城市，我知道辛亥革命就发生在武汉的武昌！

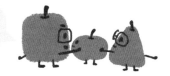

一方有难，八方支援，
我们为武汉加油！

武汉也是一座美丽的城市，它有黄鹤楼、长江大桥，还有武汉大学迷人的樱花大道，长江里还有可爱的江豚；武汉还是一座有着无数美食的城市，有好吃的面窝、热干面和鸭脖子……现在武汉生病了，只要大家都来帮帮忙，武汉一定会好起来。武汉好了，爸爸就会平安回家。爸爸一定会带我去他"战斗"过的江城武汉，让我亲眼看看那些藏在书里的风景。

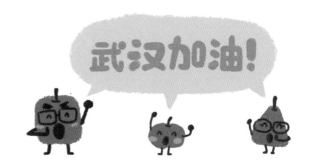

武汉加油！

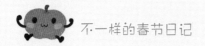

钟爷爷的叮咛

　　每日应定时开窗通风。如果气温低，房间通风时家人可暂时先转移到其他房间，同时做好保暖措施，避免通风时受凉。要保持地面清洁干燥，不要有潮湿的角落，避免病毒细菌滋生。每天拖地1~2次，使用后的拖布用清水洗净放在室外晾干或晒干。

浴缸嘉年华

不能外出拜年，不能随便出门溜达，我和妈妈一起在家里闭关修炼好多天了。我告诉妈妈，我感觉自己已经练成盖世神功，可以去拯救宇宙了。妈妈听了哈哈大笑。不过，我真的很想去室内游泳馆好好游一次泳啊！

妈妈说，这个愿望肯定是要落空了，因为游泳馆已经闭馆了，开馆日期待定。不过，她想到了一个好主意——她恩准我在家里的浴缸里泡澡潜水！让我可以一边喝橙汁一边享受惬意的泡泡浴。我惊讶得瞪大了眼睛，不敢相信自己的耳朵。家里的浴缸一直是我的禁区——妈妈嫌弃我弄得到处都是水。

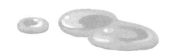

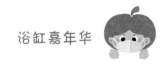

　　妈妈在浴缸里给我准备好了温度合适的泡澡水。我穿着泳衣，戴着泳镜，迫不及待地溜进了浴缸。浴缸小了一点，不过有橙汁、泡泡和音乐，还有窗外的白云和阳光相伴，家里的浴缸嘉年华好像也不错。

　　泡完澡，换上干净的衣服，我浑身上下每个毛孔都很舒服。妈妈说，泡澡听音乐可以释放压力，如果没有浴缸，好好洗个热水澡也可以。只能待在家里的春节，好好读几本书，做做手工，和家人一起玩益智桌游是不错的选择。我看见妈妈正在看一本叫《鼠疫》的书。我问妈妈，书里讲了什么。妈妈说，写书的人叫加缪，是个作家、哲学家，获得过诺贝尔文学奖。

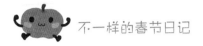
　　她说我太小了，可能还看不懂这本书。不过有一点，她希望我能知道，面对灾难，不管是这次疫情，还是其他天灾，人类最需要的就是诚挚。当瘟疫流行，会有很多荒唐的事情发生，生命中的爱和温情就会格外珍贵。这个世界上，没有谁是一座孤岛，每个人的生命都会遭遇艰难时刻。国家也一样。扛过去了，一切就会变得辽阔而美好。

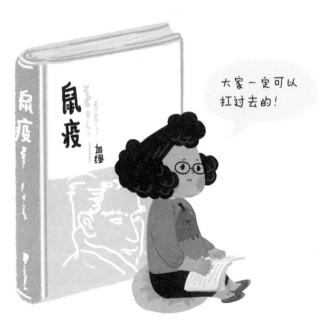

　　妈妈说的话，我好像能明白一些。我觉得我要好好珍惜这个"不出门就能为国家作贡献"的春节假期。我可以多看书，可以和妈妈一起在家里看有趣的纪录片，开启神奇的世界光影之旅，还可以和妈妈一起玩有趣的桌游，跟妈妈一起练习好玩的亲子瑜伽，把身体养得棒棒的，再把这个不一样的春节假期写进日记里，这样我就可以收获更多的知识，留下更多的记忆了。

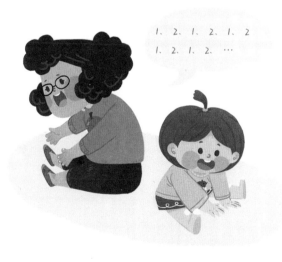

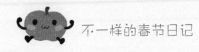

钟爷爷的叮咛

听从国家指挥，相信、支持并体谅医护人员，以积极的心态对抗病毒。好好待在家里做好个人防护，不给社会添乱就是在为抗击病毒作贡献。

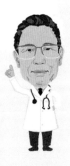

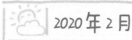

滚蛋吧，病毒君

温暖的阳光把人晒得很舒服。妈妈坐在飘窗上喝茶看书，我闭着眼睛躺在妈妈的腿上。我对妈妈说，如果这个世界上真的有时光机就好了，我很想回到武汉生病前，我要告诉人们不要吃野生动物，这样爸爸就能留在家里陪我们好好享受春节假期了。妈妈说，她的愿望就是让这场战"疫"早日结束，爸爸平安回家。什么都不如平安健康好。

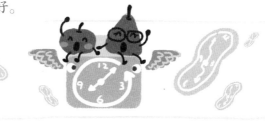

新型冠状病毒带来了这场突如其来的瘟疫。科学家说很可能是来自野生动物身上的病毒感染了人类。可野生动物身上的病毒又是从哪里来的呢？

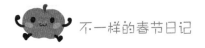

妈妈和我一起在书里找到了答案。

在我们的星球上，生命的形态很多元，不仅有我们熟悉的动物和植物，还有真菌、原生生物、原核生物。除了这五大类，还有一些介于生命体和非生命体之间的生命形态。科学家把它们称为病毒。病毒的身体构造很简单——一个保护性外壳包裹着一段遗传密码序列。它的使命就是入侵其他生物，复制自己。

人类在进化的过程中，一直没有停止过与病毒的战斗。与病毒斗争的过程中，人类有许多惨痛的教训。比如说大约十五十六世纪，欧洲人给美洲大陆带去的流感、天花、麻疹病毒，导致印第安人近乎灭绝，终结了阿兹特克文明。病毒很可怕，但是人类从没有被它真正打败过。人类越来越聪明，但病毒也从未消失，它们一直悄悄地潜伏着，静静等待进攻人类的时机。

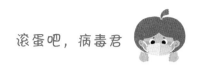

就拿这次的新型冠状病毒来说，有可能是那些捕猎、贪吃野生动物的人给病毒创造了侵袭人体的机会，这些人也就成了第一批病毒传播者。这些戴着"花冠"的新型冠状病毒开始占领他们的细胞，摧毁他们的器官，他们的肺部发生感染、病变……

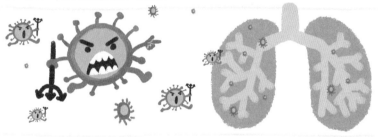

可人类也不是好欺负的，经过几百万年的进化，人类的身体里有一支非常警觉的护卫队——免疫系统，能够发动对病毒的反攻。

一旦被新型冠状病毒附体攻击，人类的身体就会成为病毒和免疫系统交火的战场。"战争"一旦发生，人类会开始出现发烧、打喷嚏、胸闷气短、咳嗽等症状。一咳嗽，病毒就开心了，因为它们可以借助飞沫开始新的旅行，感染下一个不幸的人……

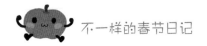

　　幸好，我们有聪明的医生和科学家。他们发现了这种新型冠状病毒，也发现了它们可以通过飞沫、接触等途径人传人。于是，人们想出了阻断病毒的办法：隔离治疗、隔离观察、勤洗手、戴口罩、少出门、开窗通风……医生、护士、科学家还有口罩工厂的叔叔阿姨，很多人都在自己的岗位上努力工作，做好自己能做的事情，顽强地和病毒做斗争。我们一定能打赢这场没有硝烟的战争！

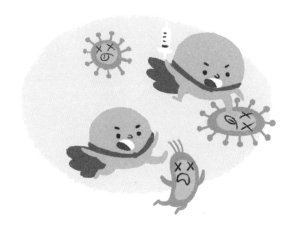

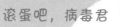

滚蛋吧，病毒君

这是一个不一样的春节，也注定是一个令人难忘的春节。有人被困在家里，有人被困在路上，有人远离父母，有人有家不能回，有人害怕得瑟瑟发抖，有人逆流而上，在最危险的地方咬紧牙关坚守岗位，从病毒手里抢回宝贵的生命……

早一点滚蛋吧，病毒！我想早一点摘下口罩，和好朋友一起在户外自由奔跑！

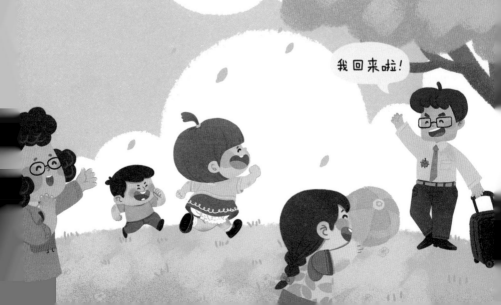

我回来啦！

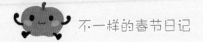

钟爷爷的叮咛

　　病毒是这个地球上最古老的"居民"之一，世界是人类的也是其他生命物种的。为了人类自身的生存，我们应对自然心存敬畏，努力维护地球的生态平衡。

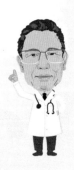